PRÉFECTURE-D'ALGER.
DÉPOT LÉGAL
N° 37

DE LA DOULEUR

DISCOURS

PRONONCÉ A LA

RENTRÉE SOLENNELLE

DE

L'ÉCOLE DE MÉDECINE D'ALGER

PAR

Le Docteur EDMOND BRUCH

— ANNÉE 1879 —

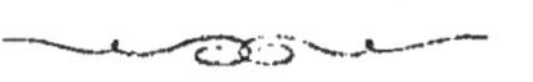

ALGER
TYPOGRAPHIE ADOLPHE JOURDAN
IMPRIMEUR DE L'ÉCOLE DE MÉDECINE

1880

DE

LA DOULEUR

505

DE

LA DOULEUR

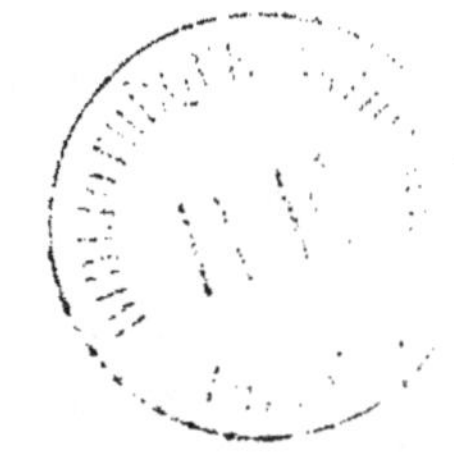

DISCOURS

PRONONCÉ A LA

RENTRÉE SOLENNELLE

DE

L'ÉCOLE DE MÉDECINE D'ALGER

PAR

Le Docteur EDMOND BRUCH

— ANNÉE 1879 —

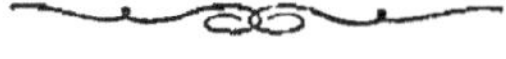

ALGER

TYPOGRAPHIE ADOLPHE JOURDAN

IMPRIMEUR DE L'ÉCOLE DE MÉDECINE

1880

DE

LA DOULEUR

Monsieur le Gouverneur général,
Mesdames et Messieurs,

Appelé, cette année, à l'honneur périlleux de faire le discours d'usage, en cette solennité, j'ai pensé qu'il convenait de traiter un sujet plus ou moins familier à tout le monde; et, entre tous, il m'a semblé qu'un des mieux appropriés à la circonstance était : *la Douleur*, trop connue, hélas ! d'un chacun, et qui est en quelque sorte la *raison d'être du médecin*.

Il est difficile de formuler une *définition* de la douleur : véritable protée, que nous retrouvons, dans l'histoire de l'homme, partout et toujours, sous les aspects les plus divers, provenant de causes infiniment nombreuses, et variant elle-même à l'infini sous le rapport de la forme et de l'intensité.

On dit avec raison que la douleur est une condition inévitable de l'existence de l'homme, et le résultat nécessaire de l'imperfection de sa nature.

En effet, quand l'enfant vient au monde au milieu de la souffrance, cet ennemi implacable de la vie humaine apparait aussitôt pour troubler et souvent même pour menacer sa frèle existence; puis, il s'attache à sa destinée, le suit dans toutes les phases de son développement, quelles que soient sa constitution, ses mœurs, sa carrière, pour le tourmenter plus ou moins chaque jour, et pour enfin l'accabler avant cette chose irrémédiable qui est la mort.

Un auteur a éludé la difficulté d'une définition en disant : on pourrait se passer de définir un mot qui exprime assez par lui-même ce que chacun a éprouvé, et qui renferme en lui l'idée la plus claire et la plus exacte qu'on en puisse concevoir.

D'autres ont dit : la douleur est le cri de l'organe souffrant.

Le *Dictionnaire des sciences médicales pratiques* dit : la douleur est la perception d'une sensation pénible, dont les causes, la nature et les degrés sont variables à l'infini.

Enfin, Littré, dans le *Dictionnaire de la langue française*, définit ainsi la douleur : c'est 1° *une impression anomale et pénible reçue par une partie vivante et perçue par le cerveau ; souffrance physique ;* 2° *une souffrance qui est à l'âme ce que la souffrance physique est au corps.*

Eh bien ! de par son organisation elle-même *l'être humain est condamné à subir les deux souffrances : la souffrance physique et la souffrance morale ;* toutes deux l'accompagnent durant la vie entière, car l'enfant déjà a ses chagrins ; enfin, de tout temps les efforts de l'esprit humain ont eu pour but final de supprimer, d'atténuer, ou de prévenir la douleur physique et la douleur morale, et l'on peut dire que « *l'histoire de la douleur est tout entière celle de l'humanité.* »

La tradition biblique nous représente le premier homme dans des conditions de bonheur complet; habitant un lieu de délices, planté d'arbres magnifiques, arrosé par les fleuves et peuplé d'une foule de bêtes et d'oiseaux variés, ce maître de l'Éden ignore le mal et ne connaît que jouissance, grâce et amour. Tout est perfection et harmonie sous ses yeux, la difformité lui est inconnue, Dieu lui ayant donné pour compagne une femme qui est la beauté même.

Fiction charmante — mais, fiction :

Nous savons aujourd'hui que l'homme est né misérable et condamné à la lutte pour l'existence le jour même de son apparition sur la terre ; nu, et souffrant la faim, il errait pendant le jour dans les solitudes boisées pour combattre les grands animaux dont il faisait sa nourriture ; la nuit, il se cachait au fond des cavernes humides pour ne pas mourir de froid ou être dévoré par les fauves.

L'homme primitif était, d'ailleurs, affligé déjà de maladies semblables aux nôtres, ainsi que l'attestent par exemple les exostoses du tibia (probablement de nature spécifique), qu'on observe sur des squelettes préhistoriques ; et il subissait des opérations douloureuses, comme le prouvent les nombreux crânes trépanés pendant la vie, que l'on peut étudier dans les musées préhistoriques.

Les peuplades sauvages, qui sont restées stationnaires, et dont quelques-unes représentent, aujourd'hui encore, à peu près le moule des hommes primitifs, cherchent dans la forêt des herbes pour guérir les maladies et pour panser les blessures. Les plus avancées ont des médecins moitié prêtres et moitié sorciers.

Les anciens prêtres de l'Égypte cultivaient les arts, étudiaient les sciences et pratiquaient la médecine ; et un savant archéologue a découvert, il y a peu d'années, toute une pharmacopée écrite sur des feuilles de papyrus en langage hiéroglyphique.

Chez les Grecs et les Romains, tandis que les disciples d'Esculape étudiaient les simples et pratiquaient la chirurgie, les législateurs se préoccupaient des conditions hygiéniques de la vie du peuple. — Sur le mont Sinaï, Moïse ordonne aux Hébreux des pratiques dont la plupart ont pour objectif la santé publique ; et Mahomet impose à son peuple les préceptes les plus importants de l'hygiène, en donnant à ses formules la majesté du commandement de Dieu.

Enfin, le Christianisme eut pour mission de délivrer l'humanité de bien des douleurs, en élevant l'âme et en faisant disparaître des coutumes barbares et cruelles, mais — singulier contraste — c'est au nom de la religion chrétienne elle-même, que des hommes d'église firent pendant longtemps retentir les caveaux de l'Inquisition des gémissements de la torture !

C'est que, en vertu d'une loi terrible et singulière, *chaque grande étape du progrès humanitaire est inondée de sang, et annoncée par un immense cri de douleur :* témoins, par exemple, l'avènement du Christianisme, — la conquête de l'Amérique, — la Réforme, — la grande Révolution française.

Aujourd'hui, nous pouvons constater avec orgueil les résultats obtenus par les progrès incessants, et chaque année plus rapides, de toutes les sciences — et par la sollicitude avec laquelle les gouvernements veillent à l'application des règlements d'hygiène publique, et au développement des institutions qui ont pour but la diffusion des connaissances et du goût : la quantité de souffrances sur le globe a certainement diminué et elle diminuera de plus en plus par l'amélioration des conditions matérielles et morales de la vie des peuples.

Partout et toujours, nous voyons donc l'humanité aux prises avec la misère, la souffrance, le chagrin.

La douleur est le point de mire constant sur lequel est fixée l'attention des hommes : le plus grand nombre d'entre eux recherche le remède à opposer au mal, ou les moyens de le prévenir ; — pour d'autres — les poètes et les artistes — l'image de la douleur est une source inépuisable d'inspirations : Sophocle peint la douleur de Philoctète ; l'imagination passionnée de Sheakspeare porte sur la scène les douleurs les plus violentes ; le génie de Dante se complaît dans l'analyse de toutes les tortures de l'enfer ; *l'art dramatique tout entier n'est que le chant de l'âme qui souffre.*

L'histoire de la Passion et le supplice des martyrs chrétiens nous ont valu les chefs-d'œuvres de Raphaël, de Rubens et de tant d'autres.

Pour quelques misérables, la douleur est un sujet de spéculation ; un jour, à Londres, une femme mendiante tenait dans ses bras un enfant dont les yeux étaient bandés et qui jetait des cris déchirants ; un passant s'avisa d'enlever le bandeau et découvrit deux coquilles de noix qui tenaient emprisonné un coléoptère sur chaque œil de l'enfant.

Enfin, pour Néron, l'agonie d'un esclave empoisonné était un spectacle plein d'attrait ; — et le peuple romain applaudissait en voyant les chrétiens dévorés par les bêtes fauves dans l'arène.

Il faut bien le dire, hélas ! de nos jours encore les combats cruels de taureaux provoquent l'enthousiasme de la foule en Espagne.

Mais revenons à l'étude de la douleur elle-même ; et puisque dans cette enceinte il faut aussi parler un peu médecine, étudions brièvement le mode de perception de la douleur physique, ses causes, sa nature et ses manifestations.

Après avoir tenu compte de la *souffrance morale dont l'histoire est intimement liée à celle de la douleur corporelle,* nous terminerons par un exposé rapide des moyens propres à prévenir, à atténuer ou à supprimer le mal.

Quand une personne se pique au doigt avec une

aiguille, elle ressent une douleur plus ou moins vive, et fait un mouvement brusque, comme pour éviter une nouvelle atteinte de l'instrument vulnérant.

Ce mouvement de défense suit immédiatement la piqûre, et cependant il est le résultat d'une série de phénomènes assez compliqués dont voici l'analyse :

Tout le monde sait que la peau, à la face palmaire de la main et des doigts surtout, est admirablement construite pour l'exercice du sens du toucher.

En effet, sous les lamelles de cellules épithéliales qui constituent l'épiderme, se trouve le derme, dont les couches superficielles sont riches en papilles de 0mm15 de hauteur en moyenne.

Ces papilles renferment l'extrémité des filets nerveux sensitifs, enroulés sur des petits corps ovoïdes de 0mm12 de longueur sur 0mm04 de largeur, et appelés les corpuscules du tact ou corpuscules de Meissner.

Ces derniers éléments microscopiques sont doués d'une sensibilité exquise ; ils sont le *siège même de l'impression tactile*.

Eh bien ! dans le petit accident que nous avons choisi comme exemple, la pointe de l'aiguille, après avoir traversé l'épiderme, est venue blesser un de ces corpuscules de Meissner ; et l'impression douloureuse a été *reçue* par l'extrémité périphérique d'un élément nerveux sensitif. Puis, cette impression douloureuse a été *transmise* par un filet nerveux, d'abord à la moelle épinière, ensuite, de là, au centre nerveux encéphalique, c'est-à-dire au cerveau, — et celui-ci l'a *perçue;* — mais en même temps le cerveau l'a *extériorisée*, c'est-à-dire rapportée au point même où a été faite la blessure.

Enfin, par l'intermédiaire des fibres nerveuses motrices, l'encéphale a *transmis*, à certains groupes de muscles, *l'ordre* de faire un *mouvement* de défense.

A l'égard de cette rapide « communication préalable

» aux hémisphères cérébraux, siège de la conscience et » de la volition, » Darwin fait observer que « certains » actes, d'abord raisonnés, peuvent être convertis en » actions réflexes (c'est-à-dire en actions effectuées » sans l'intervention des lobes cérébraux) par l'habitude » et par l'association des habitudes utiles ; » et que, dans ces cas là « les cellules nerveuses sensitives » excitent les cellules nerveuses motrices, sans commu- » niquer auparavant avec les cellules dont dépendent » notre perception et notre volition. » Et à l'appui de cette observation, Darwin cite le cas d'un jeune enfant qui cligne des yeux et ferme brusquement les paupières, en même temps qu'il tressaille, si un bruit soudain vient frapper ses oreilles.

De l'analyse sommaire qui précède, nous pouvons déjà tirer la conclusion suivante :

Pour qu'il y ait production de la douleur, plusieurs *conditions* sont nécessaires :

1° Il faut d'abord que l'élément nerveux sensitif périphérique subisse une violence de cause extérieure (je dis violence parce que l'impression de douleur, comme dit le physiologiste Wundt, n'est qu'une forme des impressions très intenses) ; ou bien il faut que cet élément collecteur soit malade lui-même ; ou bien, enfin, qu'il soit influencé par un état anormal, maladif, des tissus qui l'environnent ; comme il arrive quand ces derniers sont enflammés et le compriment ;

2° Il faut que les nerfs de la sensibilité ne présentent pas de solution de continuité entre le point lésé et l'axe cérébro-spinal.

En effet, après une section des nerfs sensitifs du doigt, la piqûre de l'aiguille ne serait plus ressentie. Il y a plus : la compression de la moelle épinière elle-même, par un épanchement de sang ou de sérosité peut entraîner la paralysie de la sensibilité dans les régions du corps innervées par les nerfs qui ont leurs racines au-dessous du point comprimé ;

3° Enfin, la troisième condition est l'état d'intégrité du *centre de perception* qui siège dans *l'encéphale*. Ainsi, les épanchements intra-crâniens et certaines maladies du cerveau lui-même, peuvent avoir pour conséquence l'insensibilité de toute une moitié du corps, ou du corps tout entier.

Mais les expériences de Magendie, de Vulpian, de Longet, et surtout celles de Flourens ont appris qu'on peut dilacérer les hémisphères cérébraux, et même les enlever presque en totalité sans détruire la sensibilité, — car l'animal qui a subi cette mutilation ne cesse pas de manifester par des cris une vive douleur, si on le blesse à la peau des membres ou des oreilles. Après même l'ablation des hémisphères, du cervelet, des tubercules quadrijumeaux, des corps striés et des couches optiques, ces cris sont accompagnés d'une vive agitation, et ont un caractère particulier qui exprime bien la souffrance. Ils diffèrent du cri réflexe qui a lieu quand on a enlevé la protubérance en laissant intact le bulbe.

De ces faits le professeur Longet a pensé devoir tirer la conclusion que la *protubérance est le siège de la sensation douloureuse*.

Quant à *l'idéation* de la douleur, elle est le résultat de la transformation de nos sens en idées, et elle dépend de l'état d'intégrité des hémisphères, car elle semble être *élaborée par la substance grise du cerveau*.

Dans certains cas particuliers, l'impression douloureuse est extériorée par le cerveau plus loin que l'organe affecté : ainsi, les personnes qui ont subi l'amputation d'un membre sont fort étonnées de souffrir de la main ou du pied qui a été sacrifié ; — d'autres, atteintes de certaines affections du foie, souffrent dans l'épaule droite, etc.

Mais je dois être sobre de médecine et de physiologie ; aussi nous n'approfondirons pas les discussions auxquelles a donné lieu l'étude délicate de la localisation des fonctions cérébrales ; nous ne suivrons pas le trajet des rameaux conducteurs de la douleur dans la mœlle épinière ; nous passerons sous silence la doctrine qui admet un sens spécial de la douleur, servi par des filets nerveux spéciaux ; et nous abordons l'étude des causes de la douleur et de ses variétés.

Ce serait un courageux labeur que d'entreprendre l'énumération *des causes* de la douleur ; car il serait plus aisé de compter les étoiles du ciel, et la vue se perdrait à la lecture des registres du mal.

Le corps humain est un organisme admirablement construit pour fonctionner régulièrement dans un milieu déterminé, qui est l'atmosphère. Mais le mécanisme étant délicat et compliqué, il faut peu de chose pour troubler l'harmonie dans le mouvement de ses rouages.

C'est assez dire que *la douleur résulte de l'organisation elle-même des types les plus parfaits dans l'échelle des êtres vivants ;* et si tous les agents extérieurs, voire même la lumière et la chaleur du soleil, qu'on appelle l'essence de la vie, peuvent devenir une cause de la souffrance, il faut convenir que le plus souvent la véritable cause est une erreur de notre part :

Un homme tombe et se casse un membre parce qu'il est maladroit, ou parce que la maladresse d'un autre a placé sur sa route un obstacle imprévu.

Un enfant meurt de méningite parce que sa nourrice inattentive l'a exposé tête nue en plein soleil.

Des millions d'hommes succombent à des blessures cruelles parce que deux monarques n'ont pu s'entendre.

Enfin, des hommes courageux subissent la torture parce qu'ils ne pensent pas comme leur siècle.

Quelquefois aussi une légère imprudence casse un des

rouages de la machine, usée par un long service, et le vieillard ne peut mourir qu'après avoir souffert longtemps d'une douloureuse maladie organique.

Est-il besoin de dire que la *nature de la douleur est extrêmement variable ?*

Chacun sait parfaitement que la souffrance est intense ou légère, continue ou intermittente ; les médecins ont dû inventer beaucoup de mots pour en exprimer toutes les modalités, et je ne me permettrai pas de vous effrayer par l'énumération des douleurs pulsatives, lancinantes, ou fulgurantes, ou concassantes !... et de tant d'autres, — car il y en a beaucoup : les médecins homœopathes n'en comptent que 73 !

Mais on sait aussi que, toutes choses égales d'ailleurs, le genre et l'intensité de la souffrance varient avec l'âge, le sexe, le tempérament et les dispositions morales dans lesquelles se trouve le malade. — On serait même tenté de croire que la sensibilité au mal physique varie avec les différences de race.

Il paraît certain que la sensibilité pour la douleur traumatique est relativement peu développée chez le nouveau-né ; — en tous les cas, c'est là *un* des motifs pour lesquels les chirurgiens pensent qu'il est bon d'opérer la difformité du bec de lièvre dans les premiers jours qui suivent la naissance.

Mais ce même nourrisson pleure et crie quand il souffre de la soif ou de douleurs d'entrailles.

Dans un âge très avancé, les peines physiques et morales semblent être moins aiguës, parce que la sensibilité générale est plus ou moins émoussée.

Quant au sexe, il n'est pas douteux que la femme soit condamnée à endurer une plus grande somme de douleurs que l'homme ; car, si elle eut en partage la beauté, elle dut payer cette faveur au prix d'une vie physiologique plus pénible... dont la légende biblique prétend expliquer la raison.

Mais aussi, par compensation, la femme est douée d'une énergie de volonté proportionnelle aux luttes qu'elle doit soutenir ; et, si tous les jours on voit, après une catastrophe de famille, l'épouse relever le courage abattu de son mari, — d'un autre côté, les chirurgiens savent parfaitement, que dans les opérations graves et douloureuses, le stoïcisme de Madame sera supérieur à celui de Monsieur.

Le tempérament nerveux est l'apanage des artistes, des femmes et des gens d'esprit — pour eux la joie et les peines sont décuplées ; — ils ont l'avantage d'être applaudis et admirés, — mais aussi.... au concert, une dissonnance vaut au maëstro nerveux les douleurs de l'otite ; — et, si au dîner une fenêtre ouverte a laissé passer un léger vent coulis, la femme du monde reste couchée une semaine en proie à d'atroces douleurs névralgiques.

Le lymphatique est ordinairement plus ou moins souffreteux — mais ses douleurs sont moins aïgues, et il ne meurt guère d'une émotion vive.

Enfin, on peut féliciter les personnes douées du *tempérament* dit : *sanguin*, car pour elles, si la joie et la peine sont vivement senties, — la joie laisse un bon souvenir, et la douleur est vite oubliée.

Pour comprendre *l'influence que la disposition morale doit exercer sur l'impression douloureuse*, il suffit de se représenter des ouvriers pauvres, cloués sur le grabat par la maladie, et voyant leurs enfants pleurer la faim.

D'autre part, l'esclave noir auquel le trafiquant de chair humaine fait couper le poignet, meurt sur le sable sans se plaindre, ayant presque l'air de ne pas souffrir : c'est que la misère et les mauvais traitements subis depuis longtemps l'ont abruti, et il ne pense plus.

Enfin, sous l'influence de l'extase, nous voyons le fakir de l'Inde ne pas sentir les mutilations qu'il s'inflige, absorbé qu'il est par une pensée stupide.

Un fait remarquable et peu expliqué est celui *de la stupeur du coup de feu :* souvent le soldat frappé d'une balle pendant le combat, ne s'aperçoit pas tout d'abord qu'il est blessé et n'en est averti que plus tard lorsqu'il se voit couvert de sang.

Un médecin principal de l'armée me racontait, il y a peu de semaines, au congrès médical d'Amsterdam, l'histoire d'un officier qui eut, au Mexique, le bras fracassé par une balle. Le docteur, à la vue du sang examina le blessé et reconnut une fracture; — Eh! bien ce dernier croyait si peu à la fracture qu'il faisait mouvoir son bras en disant : « Vous voyez bien qu'il n'est point cassé, » puisque je fais des mouvements sans éprouver la moin- » dre douleur. »

Cependant il doit être, pour le moins, fort rare qu'un homme se fracturant le bras dans une chute, ne souffre immédiatement après l'accident.

Je pense qu'on doit expliquer cette différence de la manière suivante : l'homme qui fait une chute, se voit tomber, et porte toute son attention sur le membre blessé, tandis que *le soldat, exalté d'ailleurs par le combat,* ne voit pas venir le projectile.

Chez certains hommes particulièrement bien trempés, la force de la volonté peut dominer le sentiment de la douleur : tous les lycéens connaissent l'histoire du romain Mucius Scævola qui laissa brûler sa main au-dessus d'un réchaud pour prouver qu'il n'avait pas peur d'un éléphant; — et un ancien médecin d'Alger racontait souvent qu'un bandit corse, auquel il faisait une amputation de jambe, à Ajaccio, lui dit : « Prends un autre couteau » celui-ci coupe mal. »

Le sentiment de la douleur est *manifesté* surtout par l'expression des traits du visage.

Dans les traités d'anatomie plastique on trouve l'exposé des règles et des principes qui doivent guider le peintre et le sculpteur dans la reproduction de l'image de la douleur ; et les auteurs y indiquent très nettement les caractères distinctifs de l'image de la souffrance morale et ceux de la douleur corporelle. Dans la première le regard est vague et les muscles de la face sont dans l'état de relâchement ; bien au contraire les muscles de la face sont contractés, et la peau est tendue chez l'homme qui souffre ; ses yeux égarés cherchent en quelque sorte du secours.

Quant à l'attitude générale du corps, il est à remarquer que celle du chagrin est représentée par une personne (ordinairement une femme voilée) assise ou tout au moins dans l'état de repos ; tandis que la souffrance corporelle est caractérisée par la contraction des muscles des membres, et même du tronc. Tous les amis de l'art ont admiré un chef-d'œuvre en ce genre, qui est le fameux groupe de Laocoon.

Mais, somme toute, les peintres et les sculpteurs ont assez rarement cherché à reproduire l'expression de la douleur physique, parce que la violente contraction des muscles de la face est à peu près incompatible avec la beauté, que l'art doit rechercher avant tout.

Voici comment le célèbre Darwin décrit l'expression de la douleur corporelle :

« Lorsqu'un animal est torturé par la souffrance, il se » roule, en général, dans d'affreuses contorsions ; s'il a » l'habitude de se servir de la voix, il pousse des cris » perçants ou de sourds gémissements. Presque tous les » muscles du corps entrent vigoureusement en action. » Chez l'homme, la bouche se contracte parfois forte- » ment ; plus souvent les lèvres se crispent, les dents se » serrent ou battent avec bruit les unes contre les au- » tres. Il est dit qu'il y a en enfer des grincements de » dents... On voit tantôt les yeux s'ouvrir tout grands, » comme dans la stupeur, tantôt les sourcils se contrac- » tent fortement ; le corps est baigné de sueur, le visage

» ruisselle ; la circulation et la respiration sont profon-
» dément modifiées ; aussi les narines sont-elles dilatées
» et souvent frémissantes ; d'autres fois, la respiration
» s'arrête au point d'amener dans les vaisseaux de la
» face une stase sanguine qui la rend pourpre. Lors-
» que la souffrance est très intense et prolongée, tous
» ces symptômes se transforment ; une prostration ex-
» trême leur succède, accompagnée de défaillances et
» de convulsions. »

Telles sont, Messieurs, les différentes conditions sous lesquelles le médecin doit étudier la douleur *du corps.* — Mais le praticien qui resterait indifférent à la *souffrance de l'âme*, et qui ne saurait pas tenir le plus grand compte de ces deux éléments solidaires l'un de l'autre dans l'histoire de la maladie, serait pour le moins un docteur fort incomplet.

Quand un malade va consulter un médecin, il commence, le plus souvent, par rester muet sur la véritable cause du mal. Et le docteur qui ne sait pas surprendre la vérité, en dehors de la molécule malade, à l'insu du patient, et malgré lui..., ne comprendra pas la dyspepsie du banquier malheureux — ni le dépérissement progressif de la jeune femme jalouse — ni l'hypocondrie du « génie incompris. »

Le médecin du pauvre doit savoir reconnaître les maladies qu'on guérit en laissant un écu sur la table, bien mieux qu'en prescrivant une bouteille de quinquina. Il ne suffit pas d'être savant en chimie et en micrographie pour savoir traiter le client si intéressant des classes aisées qu'on appelle « le pauvre honteux. »

Comme pour les douleurs corporelles, on trouve des personnes qui se plaignent beaucoup de la moindre contrariété, et d'autres qui savent refouler au fond du cœur de violents chagrins. Malheur au praticien qui ne saura pas arracher son secret au malade de la deuxième catégorie !

Même chez l'enfant, un profond chagrin peut miner l'existence et faire échouer toutes les médications, si l'homme de l'art ne devine pas que la drogue à prescrire est le changement de milieu.

On a souvent observé que dans les hôpitaux le musulman supporte mieux les grandes opérations, comme l'amputation d'un membre, que l'européen ; cela tient à ce que le premier, fataliste, accepte le malheur qui le frappe sans beaucoup se préoccuper de l'avenir, tandis que le second se voit infirme pour le reste de ses jours et souffre à l'idée qu'il ne pourra plus « gagner le pain de ses enfants. »

Dans beaucoup de maladies, il est très important de voir au delà du symptôme matériel, car un chagrin continu peut conduire, non-seulement à l'hypochondrie, mais encore à la manie et au suicide.

Quant à la *description* proprement dite de la *souffrance morale*, il n'est guère possible de faire mieux, que d'emprunter encore à Darwin, celle d'une des formes les plus cruelles de la douleur : après avoir décrit « le désespoir » produit par la perte imprévue d'un être qui nous était » cher, » le naturaliste anglais termine ainsi :

. . . . . « Aussitôt que dans l'âme désolée s'est fait jour » la conviction intime qu'il n'y avait aucune ressource, » cette douleur frénétique fait place au désespoir ou à » une sombre tristesse. Alors on s'assied, immobile, ou » avec un léger balancement ; la circulation se ralentit, » la respiration est presque insensible, et la poitrine » exhale de profonds soupirs. Ce nouvel état réagit sur » le cerveau, et bientôt arrive la prostation : les muscles » se relâchent, les paupières s'alourdissent.... c'est alors » que nos amis interviennent, et nous excitent à accom- » plir quelqu'exercice volontaire, au lieu de nous absor- » ber dans une douleur muette et immobile. Cet exercice

» stimule le cœur, qui réagit sur le cerveau, et aide l'âme » à supporter le triste fardeau qui lui est imposé. »

Le praticien voit toutes les misères ; et l'étudiant en médecine fait bien de s'habituer de bonne heure à rechercher les causes de toutes les douleurs ; car, pour guérir le mal physique, il lui faudra souvent combattre la cause morale, et cela, quelquefois à l'insu du malade.

Il sera le confident des familles et, plus d'une fois, pour prévenir un malheur, il devra intervenir tout autrement que par la rédaction d'une formule magistrale.

En effet, le juge étudie le drame après le dénouement, le prêtre reçoit la confession de l'agonisant, ou les confidences que le pénitent veut bien lui faire ; mais le médecin, auquel le client ne peut pas cacher le mal dont il souffre s'il veut guérir, le médecin, dis-je, voit se dérouler tous les actes de la pièce (drame ou comédie), il assiste à l'action où il se trouve être parfois acteur lui-même inconscient, et toujours lié par le secret professionnel.

Une des naïvetés que dans la carrière médicale on est condamné à entendre répéter le plus souvent par le public, est celle-ci : « *le médecin n'a pas de cœur !* »

Les personnes qui croient dire ainsi une grande vérité n'ont jamais vu le médecin de campagne apporter à son client atteint du typhus de la faim, une pièce d'argent et une bouteille de vin ; puis remonter vite à cheval pour cacher une larme et se dérober aux bénédictions des vieux parents du malade.

Elles n'ont pas vu non plus les dents serrées du chirurgien qui vient d'opérer un enfant, quand la mère éplorée lui prend les mains en disant : « Merci docteur. »

Quelle confiance inspirerait ce même chirurgien s'il laissait une opération inachevée par compassion pour le blessé qui crie : « Assez ! Vous me faites souffrir ! »

Non, *l'homme de l'art n'est pas insensible à la douleur, il la respecte, mais elle ne doit jamais l'arrêter dans l'accomplissement du devoir professionnel.*

La douleur est la compagne de l'homme, depuis le jour de sa naissance jusqu'à l'agonie ; — et celui-ci a toujours cherché à se procurer *des armes pour combattre son fidèle ennemi.*

Le premier médicament fut l'*eau* ; — puis vint le suc des herbes de la forêt, qui servit à panser les blessures des premiers chasseurs et des premiers bergers.

Bientôt apparut le *premier médecin, il prit le grade de sorcier*, et compliqua l'application du pansement de toutes sortes de grimaces.

Mais il ne garda pas longtemps le monopole de l'art de guérir, car, la société se constituant, créa la caste du prêtre païen qui lui en disputa le privilège et inventa de plus le commerce de l'amulette.

Les choses n'ont pas beaucoup changé depuis, car, s'il y a des médecins diplômés, il y a aussi encore des sorciers, qui s'appellent aujourd'hui somnambules ; quant aux amulettes, on en voit partout où il n'y a pas encore d'eau miraculeuse.

Cependant, les recherches incessantes des savants d'Alexandrie, d'Hippocrate et de Galien, celles des moines et des alchimistes du moyen âge, etc., ont porté leurs fruits, et les médecins modernes n'ont que l'embarras du choix des armes dans l'*immense arsenal de la matière médicale.*

Le roi des ennemis de la douleur est l'*opium*. Les chimistes en ont extrait un alcaloïde précieux, et aujourd'hui des milliers de personnes trouvent tout naturel de tuer instantanément la douleur au moyen de la ponction hypodermique de morphine.

Seulement, qu'il me soit permis d'ajouter aussitôt : les meilleures choses peuvent devenir dangereuses quand on en abuse ; il en est ainsi de la morphine comme de l'alcool et du tabac, et certes, dans bien des cas, il vaut mieux souffrir un peu chaque jour que de risquer les suites terribles d'une nouvelle maladie, qui est le *morphinisme*.

Une des découvertes assurément les plus brillantes du siècle, est celle d'un *agent* qui, non-seulement peut calmer la douleur existante, mais au moyen duquel il est facile de *supprimer totalement la perception de la douleur traumatique dans les opérations chirurgicales*.

Les travaux de Wells, Jackson et Morton en Amérique, et de Flourens en France, ont fait connaître les propriétés anesthésiques du chloroforme. Mais c'est le *professeur Simpson* qui fit, en Écosse, la *première application de l'anesthésie chirurgicale au chloroforme* dans son service d'obstétrique ; et c'est le 10 novembre 1847 qu'il fit connaître au monde savant les résultats excellents de son expérimentation.

On s'habitue vite à ne pas souffrir, et aujourd'hui plusieurs centaines de mille de personnes bénéficient journellement de l'anesthésie, sans même connaître le nom du *vulgarisateur du chloroforme, qui est le professeur Simpson, d'Édimbourg*.

Cependant le chloroforme n'est pas le seul agent anesthésique ; l'*éthérisation* a précédé la chloroformisation, et l'éther sera toujours utilement employé pour l'anesthésie locale.

Enfin, tout récemment, M. Paul Bert a fixé l'attention du monde savant sur le *protoxide d'azote*, et bientôt on verra fonctionner dans tous les hôpitaux l'appareil de l'éminent professeur de la Sorbonne.

Je n'abuserai pas plus longtemps de la parole ; mais qu'il me soit permis en terminant, de faire observer que, si la diminution de la somme de douleur sur la surface du globe est le point de mire des sciences médicales, la *solution de ce problème humanitaire est aussi le but vers lequel tendent les efforts de tous les hommes de bien.*

En effet, pendant que la médecine oppose à la douleur le médicament, les penseurs prêchent la morale, et les philanthropes créent des hospices. De plus, l'État a pour mission de veiller à l'application des grands principes de l'hygiène publique, et d'améliorer les conditions morales et matérielles du peuple par la diffusion des connaissances et du bon goût.

La somme de douleur sur la terre a diminué, et elle diminuera de plus en plus.

Surtout si les peuples peuvent s'entendre et en finir avec certaines grandes calamités, telles que la traite des nègres et le goût de la guerre.

Alors viendra le jour où le bronze ne servira plus à fondre des canons, mais à honorer la mémoire des bienfaiteurs de l'humanité.

ALGER. — TYPOGRAPHIE ADOLPHE JOURDAN.

ALGER. — TYPOGRAPHIE ADOLPHE JOURDAN.

www.ingramcontent.com/pod-product-compliance
Lightning Source LLC
LaVergne TN
LVHW052021160826
845678LV00003B/1151

* 9 7 8 2 3 2 9 6 4 5 6 6 7 *